Mi lucha contra los demonios I.

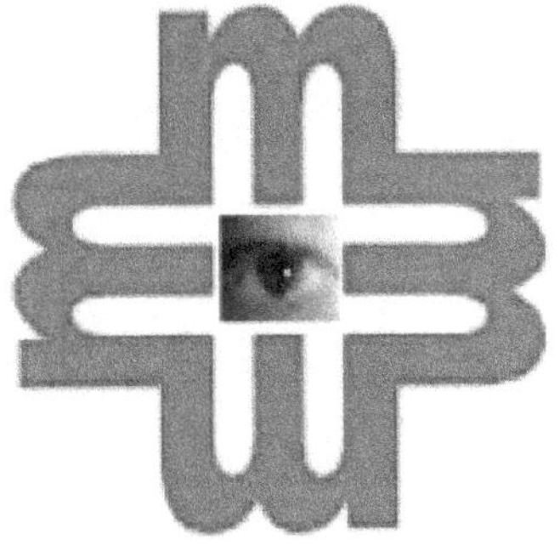

Milton.

Colección séptima reencarnación.

Primera edición: 2018 para Kindle.

Cualquier parecido de estos "demonios" sin nombre a algún personaje vivo es pura coincidencia.

Prólogo disidente.

Otro prólogo me pide Milton:

En una guerra es posible vencer al enemigo, porque existe, lo ves en el campo de batalla, te dispara y puedes dispararle, pero en la guerra que desarrolla el pueblo norteamericano y en todo el mundo contra sus enemigos asesinos invisibles es imposible vencerlos por ahora, porque se esconden detrás de los productos alimenticios y de uso en el hogar que compramos en los supermercados y los llevamos a la casa. Los alimentos los ingerimos con la ingenuidad de que nos ayudarán para mantenernos nutridos y saludables. Aquí está el error que nos causará innumerables sufrimientos y nos costará la vida. El 95 % de los productos que se venden en los supermercados están llenos de químicos, hormonas, pesticidas y conservantes para que duren mucho en los estantes. Otros están alterados genéticamente con intenciones diabólicas para incrementar las ganancias de estas inhumanas compañías que priorizan el dinero por sobre la salud del pueblo.

Después que nos enferman, caemos en las garras de un asesino peor, las farmacéuticas, cuyas marionetas de bata blanca hacen el trabajo sucio de recetarnos estos compuestos sintéticos. Producen medicamentos que sólo tratarán el síntoma para que siempre regresemos a comprar más medicamentos hasta que nuestro cuerpo reviente por causa de los efectos secundarios y nos muramos.

Es un genocidio y nuestros políticos y gobierno nada hacen para detenerlo. A ellos les espera una dura prueba después que desencarnen, pues tendrán que enfrentar a todas sus víctimas y explicarles por qué lo hicieron, además de sentir, en espíritu propio, el dolor y sufrimiento de ellos. La obligación de estas alimañas con cuerpos de seres humanos es trabajar para cuidar y defender a aquellos que los eligieron y hacer lo contrario tiene un altísimo grado de responsabilidad espiritual.

¿Qué hacen los legisladores? ¿Qué hace la Corte Suprema? ¿Qué hace nuestro presidente? Todo está corrompido por el dinero y no hay una alimaña que defienda al pueblo víctima de estos "respetables" asesinos de cuello y corbata. No sólo callan estos "respetables personajes", sino que hacen legislaciones para prohibir cualquier protocolo basado en los recursos que Dios puso en la naturaleza para que podamos curarnos de cualquier enfermedad y poder vivir una vida feliz.

Más desigual es la lucha cuando el paciente enfermo es pobre, porque no tiene el dinero suficiente para moverse a otras partes del globo terráqueo donde los gobiernos sí toleran el uso de otras alternativas y ayudan al pueblo a escoger distintas rutas más humanas para su curación y los seguros de salud cubren estas alternativas. El trabajador pobre y oprimido por el salvaje sistema en el que sólo cuenta el dinero por sobre el bienestar y felicidad del pueblo está sentenciado a muerte. No tienes dinero, no tendrás un cuidado a tu salud de calidad, porque los seguros de salud para el pueblo son deficientes, inhumanos y extremadamente caros y para colmo, no cubren todos los cuidados y los que cubren dejan al paciente con inmensas cuentas por pagar. Esa es la realidad en el imperio más poderoso en la Tierra y en otros imperios menores. Nuestras posibilidades de supervivencia son cada día más escasas y mucho más escasa es la opción de una vida feliz con calidad sin estar expuestos a químicos y productos alterados genéticamente. Hasta nos obligan a tomar agua con fluoruro sin contar con nuestra aprobación, con la estúpida excusa de cuidar nuestras caries. El fluoruro se utilizaba en los campos de concentración nazis para idiotizar a los prisioneros judíos, para convertirlos en seres humanos obedientes para que no se rebelen ante las atrocidades que se cometían en contra de ellos. Ya no estoy muy seguro del propósito terapéutico de este uso por las autoridades que deberían protegernos. Cada día que pasa dudo más. Sólo creo en Dios y en todas las entidades espirituales que me asisten en esta séptima reencarnación que cada día se me hace más insoportable y más difícil de aceptar pasivamente. Mis armas en esta batalla son la palabra escrita, mi verdad y el deseo tremendo de que este país se vuelva más sensible al sufrimiento humano. A pesar de todo, sé que esta nueva patria en la que vivo es más "humana" que la dejada atrás hace ya más de treinta y siete años: una isla cárcel llamada Cuba. Dios me proteja de esos demonios de bata blanca. Disiento, luego existo.

No firmo, porque soy una entidad espiritual encarnada sin nombre que espera ansiosamente su regreso a "Nuestro Hogar".

1

Un PSA elevado.

Todo comienza después del tercer año de estar con mi seguro de medicare asociado con People Health. Mi doctor de cabecera me mandó los test de sangre que se hacen todos los años como protocolo preventivo y se le ocurrió incluir, en éste y no en los dos anteriores, un PSA para ver cómo andaba mi próstata. Llegaron los resultados y me llama para decirme que el PSA está muy elevado (7.1) y que tiene que referirme a un urólogo. Aquí comienza mi periplo por el infierno de esta secreta secta de monjes vestidos de bata blanca que se creen la personificación de Dios en La Tierra y uno, el paciente, no es más que un pedazo de carne sin criterio y sin alma. Ellos piensan que tu cuerpo les pertenece y pueden hacer lo que quieran con él. Inmediatamente, te meten en un protocolo que las millonarias compañías farmacéuticas han establecido con el sólo propósito de aumentar sus ganancias, no con el afán de curar, porque ninguno de sus medicamentos sintéticos anti-naturaleza curan, sólo enmascaran el problema para que siempre tengas que regresar a ellos por más droga hasta que mueras. Ningún doctor que he conocido va a la causa de la enfermedad, se complacen con tratar de combatir la enfermedad superficialmente sin interés de llegar a la raíz. Ningún doctor que he conocido habla de la importancia de la nutrición natural, orgánica, sin pesticidas, sin GMO, sin adición de químicas, hormonas, sustancias cancerígenas que sólo sirven para asesinar a la población lentamente. Parece que todo este tinglado demoníaco está incluido en su protocolo secreto de atención a la salud.

Lo primero que hizo este doctor fue aterrorizarme con la palabra cáncer para después ordenarme una biopsia. Sentí una frialdad tremenda en su consultorio, un ambiente de "vendedores de autos", los bellos de mis brazos se erizaron. Le pregunté que, si en el caso de que fuera un cáncer, cuáles eran las opciones que él me ofrecía. Con un rictus de fastidio me respondió que eso sería un asunto a tratar después de los resultados de la biopsia y yo le dije que quería su respuesta antes de hacerme la biopsia. De mala gana y con una actitud de superioridad me dijo que podría escoger entre tres opciones: quimioterapia, radioterapia o cirugía. Le pregunté si tenía algún protocolo holístico, menos venenoso, menos invasivo. Me dijo que no, que él sólo trabajaba con tratamientos basados en la ciencia médica. Yo le respondí que no iba a aceptar ninguna de esas opciones y que iba a buscar la cura de mi enfermedad, si la tenía, por la vía holística. Se le dibujó una mueca en forma de sonrisa o, tal vez, una sonrisa en forma de mueca que me dejó convencido de buscar una segunda opinión. Nada de interés humano hacia mi persona, pues yo era un pedazo de carne sin cerebro, sin criterio y para colmo con un fuerte acento cuando hablaba su lengua imperial. Me sentí como un insecto despreciable en las redes de otros insectos más grandes y repugnantes. Me dieron la fecha de la biopsia y salí de esa oficina con el firme propósito de no regresar jamás en mi reputa vida. A la semana los llamé y cancelé la cita para la biopsia. Trataron de aterrorizarme de nuevo con la palabra cáncer, pero les dije que no le tenía miedo a la muerte, que después de la muerte había más vida, que la muerte es sólo un regreso a nuestro bello hogar espiritual. Les dije también que yo era una entidad espiritual que estaba viviendo una experiencia material efímera dentro de mi cuerpo y que era inmortal. No sé si me entendieron, pues sólo se limitaron a darme una despedida fría y educada.

2

Segunda opinión.

Empecé a buscar un urólogo que hablara español, porque yo me sentía más cómodo en mi lengua natal; sobre todo, si el caso era de hablar sobre un posible cáncer en mi próstata. Este segundo doctor me pareció más accesible. Aunque anunciaba en su curriculum que era bilingüe, no intentó cambiar al español, a pesar de que veía mis limitaciones léxicas cuando trataba de explicar mi punto de vista sobre la enfermedad y sus secuelas con un tratamiento alopático. Esto me demostró que también este doctor se sentía superior a mí social y lingüísticamente. Salí decepcionado de él también, aunque debo decir que no me remitió directamente a la biopsia, sino que me ordenó un MRI, examen menos invasivo.

Fui unos días antes para que me expliquen con lujo de detalles en qué consistía el MRI que me iban a hacer. Ya había visto en YouTube qué me esperaba, más o menos, el día del test. Llegué muy temprano a la oficina en que iban a hacerme la prueba. Esperé como una hora y me llamaron. Estaba en ayunas. Entré a un cuarto donde me iban a preparar para después aplicar en vena la solución de contraste. La enfermera que me atendió iba a cogerme la vena en la zona superior del codo donde no se veía la vena y le dije que no le iba a permitir que lo hiciera en esa zona y le enseñé la gran y visible vena cerca de la mano y le dije "ahí es donde tienes que pinchar; si no puedes ahí, me avisas para irme a mi casa". Parece que no le gustó, pero lo hizo donde yo le dije. No fue doloroso, pero sí muy incómodo. El técnico me dijo que me iba a poner música y me preguntó cuál me gustaba, le dije que clásica o instrumental. No la puso y yo esperando por ella. Sólo oía su voz cuando me quería avisar de los pasos del test, pero de música nada. Pensé que la música era solamente para los pacientes sin acento y por eso no le salió de sus escrotos apestosos ponerla. Me sentí muy feliz cuando me dijo que ya había terminado. No soporto tener que estar en un hospital, consultorio o cualquier lugar que tenga relación con el cuidado de la salud, mejor debo decir "de la muerte", porque esto es lo que verdaderamente ellos desean. Siempre percibo malas vibraciones y un frío sepulcral cuando estoy en estos recintos infernales.

Me llamaron para darme una cita con un nuevo doctor dentro de la misma oficina, éste era urólogo y oncólogo y esto me puso en guardia: algo vieron en el MRI que mi doctor inicial me transfiere a otro, que no es bilingüe, pero sí tiene dos especialidades. De todas formas, de nada me sirvió que mi urólogo inicial fuera bilingüe, porque no tuvo la delicadeza de hablar en español conmigo, aunque sí anuncia su destreza en su página web como estrategia de mercadeo.

Llegó el día de la cita con el nuevo doctor. Me llevaron al cuarto donde me iban a atender y a los pocos minutos de estar leyendo en mi Kindle Tablet, llegó un muchacho joven y me dijo que era estudiante y trabajaba con el doctor. Me hizo un tacto rectal, ya éste era el tercero, me dijo que no sentía ninguna protuberancia. Sólo vino a meterme el dedo en el culo. Se fue y seguí leyendo. Llegó el doctor con una muchacha, que imagino que era otro estudiante, y me dijo sin mucha contemplación que habían encontrado una mancha en mi próstata y que en una escala de 1 a 5, yo tenía un 4 para que sea un cáncer prostático. Fue claro, directo y conciso. Tenía cara de veterinario. Me dijo que me iban a hacer una biopsia para estar más seguro de la probabilidad de un cáncer. Yo le pregunté que si era cáncer cuál eran las opciones que él me ofrecía. Me dijo que eso mejor lo conversábamos después que tuviera los resultados de la biopsia. Yo le dije que yo quería saber antes de la biopsia sobre mis posibilidades futuras con él. Se paró y me dijo que me ofrecía el protocolo convencional: quimioterapia, radioterapia o remover la próstata totalmente. Yo le dije que la quimioterapia era un envenenamiento con sustancias químicas que iban a destruir mi sistema inmunológico y que la quimioterapia era cancerígena; la radioterapia me iba a quemar por dentro todas las células buenas y malas y que la cirugía era una castración atroz. Se puso muy serio y me dijo que la otra opción era la muerte. Yo le dije que había una vía holística que era más humana y además, que yo era una entidad encarnada inmortal. No me respondió, se despidió cortésmente y salió del cuarto. A los pocos minutos, entró la enfermera y me dijo que ya podía irme, que ellos me llamarían para avisarme el lugar, el día y la hora en que se iba a efectuar la biopsia y que mandarían por mensaje electrónico las instrucciones para la preparación. Todo el recinto se tornó gris, denso, nauseabundo. Percibí un frío tremendo que me recorría la médula espinal y la sensación de que todo a mi alrededor estaba cargado de vibraciones negativas. Sentí que me asfixiaba y salí como un bólido de ese caluroso infierno lleno de ignorantes instruidos demonios.

Me llamaron a la semana para darme la fecha y todos los pormenores de la biopsia. Iba a ser el próximo mes. Me alegré de que me dieran un mes para pensarlo y buscar otra opción más humana para tratar el posible cáncer de próstata. Una noticia de esta índole te deja sin palabras y confundido y más aún cuando el doctor es un ser endiosado e insensible y no habla tu propia lengua e ignora tu cultura y forma de pensar.

Me di a la tarea de investigar todo sobre el cáncer de próstata y sus procedimientos curativos. Encontré un ambiente más humano en los especialistas de la opción holística. Comprendí que miraban al paciente como ser humano digno de un trato más caluroso y también como un espíritu encarnado en ese cuerpo maravilloso creado por Dios que también estaba enfermo por causas diabólicas ajenas a él. También me gustó que buscaban las causas y no el cáncer en sí mismo y entré en ese mundo de la nutrición y la desintoxicación. En ese mundo en el que el cuerpo mismo es capaz de curarse si le damos las herramientas necesarias para hacerlo y, sobre todo, tomar las riendas de mi curación con la ayuda de los especialistas holísticos. Hacía algún tiempo, había leído un libro cuyo autor era Kevin Trudeau, titulado <u>Natural Cures</u>, el cual me abrió los ojos y me quitó las vendas, pues yo no sabía que podían existir demonios que ponían primero sus ganancias que la salud del pueblo. Le hicieron la vida imposible y trataron de meterlo en la cárcel varias veces y no pudieron, pero de esto hace más de diez años. Después me encontré con el libro de <u>Healing The Gerson Way</u> y empecé a comprender que el cáncer no era una sentencia a muerte como te lo quieren hacer creer los doctores inmorales y deshonestos, demonios de bata blanca. Lo primero que te dicen estos especialistas holísticos es que el cáncer no es una sentencia de muerte. Si reparas todos los daños que los demonios causaron en tu cuerpo por su afán de hacer dinero, puedes vencerlo. Esto fue un mensaje de amor y esperanza, muy distinto al que me dieron los doctores a los que acudí pensando que ellos eran también humanos. Estaba muy equivocado, estos eran unos demonios infelices que hacían el trabajo sucio de las compañías farmacéuticas asesinas y las oficinas gubernamentales que los amparan y ayudan para hacer la obra de Satanás. Yo sólo tengo un deseo hacia los responsables que promueven este genocidio: que sufran ellos las mismas enfermedades que provocan multiplicado por la cantidad de víctimas que han desencarnado por su demoníaca misión aquí en La Tierra. Miserables, deberían irse todos al infierno, hogar único que les espera. ¡Dejen vivir feliz a la raza humana!

Pasaron muchos días de incertidumbre. Un día amanecía con la idea de hacerme la biopsia y al otro cambiaba de opinión. Pedí mucho a mis seres espirituales que me asisten en esta reencarnación para que me dieran un mensaje sobre si hacerme el test o no. Había una inquietud que siempre estaba presente en mi mente: Las doce o quince perforaciones que harían en mi próstata, a través de mi recto, pudiera causar que el cáncer, si lo había, se regara hacia mi recto. Busqué en YouTube sobre esta inquietud y las respuestas eran muy ambiguas por parte de los doctores entrevistados. Los más honestos dejaban una posibilidad de que esto sucediera y los desalmados respondían categóricamente que esto era imposible, porque si así fuera, ellos no la harían. Había cierto cinismo en los rostros, o tal vez, esta forma de interpretar sus rostros era producto de mi incertidumbre y pequeñez. Mi biopsia estaba programada para el viernes y el lunes de la misma semana, los llamé y le dije a la enfermera del doctor que cancelara todo, que yo iba buscar una opción más humana. A los quince minutos me llama el doctor y me dice que si yo estaba seguro de lo que iba a hacer, pues esa decisión iba a producir en el futuro mi certera muerte. Le di las gracias y le dije que yo era inmortal, que después de la muerte había más vida, una vida mucho más bella y amorosa que la que teníamos en este planeta. Sentí que el inmenso peso, cargado sobre mis hombros, había desaparecido. Le di las gracias por su llamada y su preocupación por mí y le dije también que, tal vez, dentro de cinco o seis años, lo volvería a llamar para que me ordenara otro MRI y descubra, (incrédulo e ignorante), que mi cáncer había desaparecido.

3

La terapia Gerson.

Kevin Trudeau, Dr. Max Gerson y su hija Charlotte Gerson son tres espíritus avanzados encarnados aquí en La Tierra para mitigar el sufrimiento de los seres humanos. Su misión fue, es y será la de proporcionar información para que nosotros mismos tomemos decisiones más lógicas y humanas en aras de una vida feliz sin enfermedades y sufrimientos. Para desgracia de la libertad de expresión en este país, Kevin Trudeau fue condenado a diez años de cárcel por su misión salvadora, por avisarnos de los desmanes de los cerdos capitalistas que hacen sus millones a expensas del sufrimiento del pueblo norteamericano que ha sido envenenado por muchos años. Él me abrió los ojos y me avisó del complot de las grandes compañías farmacéuticas y de alimentación en contra de mi salud y la del pueblo en general. Los demonios ganaron una vez más y lo encarcelaron por decir la verdad. Lo arruinaron y lo silenciaron. Ganó la maldad, la mentira, la hipocresía. Ganó Satanás y su ejército de demonios de bata blanca y ejecutivos del infierno. Perdió el pueblo norteamericano, perdió la raza humana.

Dentro de la amplia gama de tratamientos holísticos, me decidí por la terapia Gerson por ser el más lógico en sus procedimientos y logros obtenidos. También por la prohibición que tiene este instituto (Gerson) de operar sus clínicas en tierras norteamericanas, porque si no fuera efectiva, las grandes compañías farmacéuticas la hubieran dejado operar para desacreditarlos con más facilidad. Estaban aterrorizados de su efectividad y de perder su negocio billonario aquí en el continente norteamericano. Además de leer nuevamente el libro y ver varios videos que compré y vi gratuitamente en YouTube, tomé la decisión de seguir un tratamiento con este instituto. Llamé y me puse en contacto con una muchacha que trabaja para ellos y su trato fue familiar, respetuoso y profesional. Sentí un ser humano sensible del otro lado de la línea. Me sentí muy cómodo y relajado. Llené todos los documentos que me orientaron y los envié por correo electrónico.

Lo que me puso un poco nervioso fue el precio de algunos productos que eran imprescindibles para el tratamiento: la juguera y el filtro de agua destilada. Tenía que buscar cuatro mil quinientos dólares para poder comprar ambos. Hablé con el banco de mi esposa, pues allí trabajaba una amiga de ambos y nos dijo que sí era posible un préstamo de cinco mil. Afortunadamente, mi esposa le contó a mi hija menor, que tiene su propio negocio, y nos dijo que no hiciéramos el préstamo, que ella nos regalaría la suma de dinero que necesitábamos.

Ya yo había comprado el segundo refrigerador que haría falta para la enorme cantidad de vegetales y frutas que debía consumir semanalmente como parte de la terapia. Mi esposa me dijo que ella me ayudaría a pagarlo, pues yo sólo recibía seiscientos noventa y dos dólares mensuales de mi cheque de seguridad social, mi cheque de esclavo moderno, cantidad ésta de dinero que te asegura una sentencia a muerte en este país si tienes la desgracia de enfermarte por creer que las instituciones gubernamentales están ahí para protegerte.

Todo se fue resolviendo, como si una fuerza espiritual me estuviera guiando y eliminando los obstáculos de mi camino para que llevara a cabo la terapia salvadora. Yo converso todas las noches con mis guías espirituales y los jefes de éstos y me estaban escuchando y preocupándose por mí. Estoy bien protegido, de esto no albergo ninguna duda. Si esta terapia no funciona en mi caso, sé que me iré para mi patria verdadera de la cual vine hace algunos años. La muerte para mí no existe, lo que sí es verdadero es el cambio de dimensión cuando el vehículo material que usas se deteriora por causas diabólicas basadas en la acumulación de riquezas a cualquier precio.

Me asignaron un (Dr.) practicante de la terapia Gerson que era bilingüe, porque así yo lo había pedido. Falló a la primera cita que habíamos programado por mensajes electrónicos. Esta cita se haría por medio del programa Zoom que te permite tener una conferencia por mediación de una computadora en la cual ambos, el practicante y el paciente, puedan verse e interactuar como si fuera una visita normal a una oficina. Me comuniqué al Instituto Gerson y les dije que el (Dr.) practicante había fallado a la cita y no se había comunicado conmigo para explicarme las causas de su ausencia. Siempre que llamo a esta persona del Instituto las cosas se solucionan y toman su cauce normal. El (Dr.) practicante me envió un mensaje disculpándose y programando otra cita.

Llegó el día de la cita y todo se efectuó de una forma satisfactoria después que pagué $220.00 por la sesión que duró una hora y quince minutos. Era un doctor joven que trabajaba para el sistema médico en Dallas y además para el Instituto Gerson. Esto me extrañó muchísimo que pudieran coincidir en una misma persona estas dos tendencias tan opuestas y enemigas. Esto de "enemigas" lo digo, porque en mis investigaciones he podido constatar la tirantez que existe entre los médicos del sistema de salud oficial y estas alternativas holísticas que curan a los pacientes enfermos desde una perspectiva más humana y espiritual. Hay muchos casos que le han confiscado todos los productos, investigaciones y resultados como la persecución de los judíos en la Alemania Nazi. Algunos han ido a parar a la cárcel. Otros han quedado totalmente arruinados y han perdido sus licencias médicas por el afán de salvar al paciente enfermo de una forma más humana y con menos sufrimientos. Presentí su miedo en un mensaje que me mandó casi al mes después de la consulta inicial diciéndome que estaba esperando crear una empresa que no llevara su nombre para desde ésta tratar a los pacientes que le remitiera el Instituto Gerson. Esta excusa confirmó mi duda y los miedos de este (Dr.) practicante que me pareció muy buena persona, pero que tenía mucho miedo a enfrentarse a los demonios inhumanos que podían destruir su vida. Vi en su rostro y en sus excusas el mismo miedo que puede sentir un disidente en la isla cárcel (Cuba) cuando es capaz de salirse del camino político del esclavo cubano.

Yo no quise seguir esperando hasta que él se protegiera de los demonios que podían destruirlo y decidí ponerme de nuevo en contacto con el Instituto para contarles de la demora para recibir mi terapia oficial. Siempre que pongo mis quejas en manos de esta formidable joven que trabaja en el Instituto las cosas mejoran y toman un buen cauce. Mientras, yo seguía dando algunos pasos positivos en la terapia general que aparece en el libro "Healing The Gerson Way", como eran los jugos y los enemas de café. Sólo estos dos procedimientos de la terapia habían reducido mi nivel de azúcar en la sangre de 120 ó 130 a 75 y 80. También dejé las venenosas pastillas que me había recetado mi doctor familiar para mi presión arterial que estaba en el rango de 160 con 90 tomando éstas. Ahora, sin tomar las pastillas, tengo mi presión arterial en 154 con 70.

Ayer, por ejemplo, vino mi hija enfermera a la casa y encontró a su madre con palpitaciones y dificultad para respirar y se asustó muchísimo y asustó a su madre hasta el colmo de hacernos ir a la sala de emergencias del hospital cercano a nuestra casa. Después de una hora de espera, la atendieron y le dijeron que tenían que hacerle algunas pruebas y la pasaron a la sala d emergencias que tenía varios cubículos vacíos. Esperamos unos treinta minutos y llegó una enfermera graduada (RN) para decirnos que lo más probable era que tenía que pasar la noche en observación si las pruebas daban un resultado anormal, pero si daban normales podía irse y ver a su médico familiar al otro día por la mañana. Afortunadamente, todas las pruebas dieron normales, pero la enfermera quería que se quedara en observación toda la noche y le dijimos que no y la hicieron firmar un documento que sería dada de alta en contra la decisión del doctor. Firmó y nos fuimos y me pareció que sólo querían hacer más dinero y por eso querían dejarla toda la noche. Hoy se fue a trabajar y se sentía muy bien. Todo fue el estrés que causa la sociedad capitalista a todos los esclavos pobres que en ella viven y también el estrés que le causa a ella mi enfermedad y todas las nuevas compras y actividades que llevan incluidas la terapia Gerson (sin supervisión) la cual estoy desarrollando hasta que la suerte y los buenos espíritus me sonrían y pueda tener un Dr. Practicante del Instituto para llevar la terapia oficialmente con supervisión.

Finalmente, me escribe el supervisor de los doctores practicantes y me comunica que me fue asignado otro practicante, esta vez del Perú, también bilingüe. Es una doctora que ya me escribió y recibí su mensaje hoy por la mañana diciéndome que le conteste su mensaje para iniciar el contacto entre nosotros. Lo que no me quedó claro es que si esta doctora es peruana y vive en USA o es peruana y vive en el Perú. Me parece que debe ser lo segundo, porque allá no hay los gigantescos demonios de aquí que acechan a todos los doctores que se atreven a tratar pacientes por otras vías no oficiales. No creo que las compañías farmacéuticas norteamericanas tengan mucho control en esos pueblos tercermundistas con gobernantes seudo-socialistas y sociedades seudo-democráticas. Estoy esperando descubrir las posibilidades nuevas que me esperan con esta nueva (Dra.) practicante del Instituto Gerson que se hará cargo del protocolo de mi terapia. Tengo mucha fe y esperanza en el mundo espiritual y alguna en las entidades encarnadas en este planeta que de verdad son espíritus los cuales han venido a hacer el bien en beneficio del desarrollo y felicidad de la raza humana los menos y a joder al prójimo los más.

Es necesario decir que el doctor iniciador de la terapia conmigo y después desapareció, me escribió y me dijo que me iba a devolver los $220.00 que le di por la primera entrevista de una hora y diez minutos. Me sorprendió, pero ya veo que todavía quedan algunos buenos por ahí. Al menos, la actitud es buena y voy a esperar que me llegue el dinero para que se haga realidad esa actitud y no quede sólo en un mensaje aliviador de conciencia.

Si dije que estaba solo haciendo la terapia, no es cierto. He tenido diariamente un grupo de espíritus buenos que me han ayudado a llevar a cabo esta semi-terapia que yo he llamado Gerson-Milton terapia. Gerson, porque el libro "Healing The Gerson Way" es un libro de consulta que leo casi a diario y Milton porque el resto son los mensajes que dejan en mi oído esos buenos espíritus que me asesoran. Actualmente estoy tomando seis jugos (zanahoria, zanahoria-manzana y dos jugos verdes), además de dos enemas de café (uno a las seis y media de la mañana y otro a las nueve de la noche), un almuerzo que es una sopa de vegetales colada y casi agua y una comida de la misma sopa. He roto un poco este rigor, porque la sopa ya me da ganas de vomitar cada vez que la pruebo y la he sustituido por unos bocaditos de tomate con lechuga para romper el horrible cansancio estomacal. Sigo tomándome un gotero de Graviola extracto (Anona Muricata) en unos de los jugos de la mañana y una o dos onzas de Graviola Guanabana-Soursop con otro jugo en la tarde. Hoy me dijeron al oído que volviera a tomar, bajo de la lengua, un "sublingual lozenge" de Vitamin B-12 5000 mcg (with Methylcobalamin for superior absorption) al día. Estos mensajes aparecen en mi mente como una idea que me persigue y no me deja tranquilo hasta que no la incorporo a mi terapia. Así son de testarudos mis adorados espíritus que me guían en este período de duro aprendizaje.

La doctora recibió todos los resultados de los test de sangre que tenía en mi posesión, pero me envió una lista de otros que necesitaba y yo no tenía. Tendrán que esperar por mi próxima consulta con mi doctor regular para ver si me los quiere ordenar, porque yo no puedo pagarlos por mi cuenta y el seguro médico no me los cubre si no están ordenados por mi médico de cabecera. Estoy esperando el mensaje de mi nueva doctorapracticante de mi terapia Gerson para que me mande el protocolo que debo seguir y para entablar el primer contacto por medio del programa Zoom. Creo que será la próxima semana, hoy es domingo. Si esto no funciona, que se haga la voluntad de Dios y la mía después, pues yo preparé toda mi vida en esta reencarnación y también mi salida de esta dimensión material.

La nueva doctora practicante de la terapia Gerson cumplió con lo que me dijo. El día de la entrevista ya tenía echo el protocolo de mi terapia y me lo explicó muy bien. Es una persona muy grata y con cierto espíritu rebelde, pues ser doctor tradicional y a la vez trabajar con el Instituto Gerson, ya me da la idea de su descontento con el pensamiento tradicional y rígido de la medicina convencional la cual pone por delante los intereses de las grandes corporaciones farmacéuticas, hospitales y mafias de bata blanca que la salud y el bienestar del ser humano que cae en sus despreciables azules guantes ensangrentados.

Me sentí identificado y muy cómodo con ella en muchos aspectos que abordamos en la entrevista y el principal fue que ella es una asidua lectora. Le recomendé mi página de autor en Amazon (http://www.amazon.com/author/milton19 80) no con la idea de que me comprara algún libro de mi colección, sino con el afán desinteresado de ofrecerle una lectura gratuita si le gustaba algún título.

Pude pagar la entrevista ($220.00) gracias a que el doctor anterior me devolvió la misma cantidad por la actividad que tuve con él hace dos meses y que él no concluyó satisfactoriamente después de unas excusas que prefiero creer. Me demostró con esta actitud que no era un cerdo capitalista vestido de bata blanca, sino que debajo de su uniforme había un ser humano capaz de solidarizarse con los esclavos asalariados que venimos aquí engañados con el sueño americano (o huyendo de un régimen peor) y que terminamos con un cheque mensual de seguro social de $692.00 después de trabajar, discriminado y despreciado, por más de treinta años. Quedó bien con su Dios, con él mismo y conmigo.

El nuevo protocolo (no sé por qué digo "el nuevo", porque nunca tuve uno con el doctor anterior) consiste de nueve jugos y tres enemas de café. El cambio no fue muy brusco en comparación con lo que ya estaba haciendo, guiándome por el libro de Charlotte Gerson (Healing The Gerson Way). Una gran diferencia fue la gran lista de suplementos que debía tomar cada día y que debía comprar lo antes posible para hacer el protocolo al ciento por ciento. Tuve que decirle a la doctora que hasta el mes siguiente podía comprar los suplementos (el kid costaba $399.00 por tres meses). Este mes le pagaría a ella sus $220.00 y no me alcanzaba mi economía para comprar el mencionado kid. También me recomendó una máquina (Ozone Generator) que costaba, con algunos descuentos, $1292.60. Todo es reluciente en esta atractiva jaula de oro. Hay una enfermedad peor que el cáncer: la pobreza.

Ésta duele muchísimo más cuando eres un ciudadano "naturalizado", con un bello grillete con luces de neón en el tobillo, del país más poderoso del mundo. No quiero ser ingrato, pero coño es mi triste realidad y ocultarla para agradar a los (cubanos) que no han tenido la misma desgracia, sería una mentira infame que llevaría dentro de mí junto con mi cáncer. Prefiero el cáncer que ocultar mi experiencia humana de exiliado de la isla cárcel que no será nunca norteamericano y ya no se acuerda de ser cubano. No ser ni de aquí, ni de allá: ésta es mi pesada carga al final del camino cuando ya no se tiene fuerza para seguir luchando, pero aún sigo escribiendo y esto para mí es más importante que respirar, aunque a veces piense si vale la pena seguir haciéndolo.

4

Al perro flaco le caen las pulgas.

No sé, pero me hubiera gustado más: "Cuando el mal es de cagar, no valen guayabas verdes", pero quise ser un poco más fino, más intelectual y tampoco quería ofender a alguna vieja refinada o a algún viejo intelectual cubano de esos que comen harina y cagan faisán que se escandaliza con cualquier palabrita fuera de tono (cagar), en este caso es un verbo pujante, regular, de la primera conjugación (ar).

Bueno, dejemos esa introducción estercórea y mal oliente y pongámonos serio: Todo iba marchando muy bien y yo esperando la llegada del nuevo mes para poder comprar el kit de suplementos. Pude reunir los $399.00 con la ayuda de una de mis hijas, pero en la mañana en que me disponía hacer la orden, mi esposa se brindó para ayudarme a hacer el "jugo verde", la dejo y me dispuse a desayunar.

Yo estaba de espalda a ella y de repente oigo un fuerte ruido metálico y un grito de mi esposa. Había metido un tenedor para destupir el tubo donde se meten los vegetales, pero olvidó apagar la máquina. El desayuno se me paralizó en el estómago, porque yo pensé que se había hecho daño en la mano. Ella estaba ilesa, pero el tenedor se había trabado de tal forma que no pude extraerlo ni presionándolo con un alicate y haciendo fuerza hacia arriba. Desistí de un nuevo intento y llamé a la compañía que la había fabricado y le expliqué lo sucedido. Después de algunas maniobras dirigidas por ellos, me dijeron que se la enviara para repararla. Mi esposa hasta lloró de la frustración. Traté de consolarla, pero no surtió efecto porque primero me tenía que consolar a mí mismo. En mi mente veía la imagen de irse volando los $400.00 dólares hacia otro destino y tener que esperar otro mes y otra ayuda de mi hija. El envío y manejo de la máquina me costó por UPS alrededor de $225.00 con un seguro de $2500.00 que fue lo orientado por la compañía en un mensaje electrónico enviado a mí con otras recomendaciones para el envío y manejo.

Tuve que ir a comprar otra juguera más barata ($69.75) en Walmart para resolver los días que iba a estar sin mi máquina oficial y carísima. Ya se dan cuenta por qué prefería el otro título y no el que puse para este capítulo. Pensé en los infelices esclavos de la isla cárcel y le di gracias a Dios de haber tomado a tiempo la decisión de largarme de aquel infierno socialista cubano que hoy quieren vender como paraíso turístico a los idiotas incautos norteamericanos que tienen los ojos y el cerebro en el culo.

Hace unos minutos enciendo mi computadora y veo, entre los mensajes, uno de la compañía Norwalk, después de una semana de espera, en el cual me dicen que ya estaba reparada mi juguera y tenía que pagar $128.26 para cubrir los gastos de envío y reparación. Yo había pensado en unos cuatrocientos dólares más y sentí cierto alivio cuando vi la suma que aparecía en el recibo. Era viernes por la tarde y llamé para hacer el pago con mi tarjeta de crédito, pero ya habían cerrado. Tenía que esperar dos días más y llamar el lunes por la mañana. Un tenedor mal usado y una máquina que no se apagó a tiempo me costó $423.61, un mal rato y un horrible susto.

Llevo más de dos meses sin escribir. Abro el folder donde tengo este libro, leo lo que ya he escrito y nada se me ocurre. Lo vuelvo a cerrar y me voy para FB para leer algunas tonterías llenas de falta de ortografía que escriben algunos en mi grupo. Muy pocas veces dicen cosas interesantes y las que dicen me llegan con una ortografía que dan ganas de ir a defecar. ¿Desde cuándo dejaron de enseñar ortografía en la isla cárcel? Me parece que esta fijación que tengo ahora con las cosas escatológicas se debe a los tres enemas de café diario del protocolo guía que me prescribió mi doctora peruana del Instituto Gerson. No puedo encontrar otra explicación lógica.

Parece que hoy estoy escribiendo de nuevo. Esto le da un sentido a mi vida y a mi tiempo en esta dimensión tosca y repugnante. ¿Por cuánto tiempo se quedará esta vez mi musa? Antes se comportaba como una señora decente siempre a mi lado, pero como me estoy poniendo más viejo, la muy cabrona se me desaparece por semanas y meses y no sé cómo ponerle la otra extensión de mi grillete, porque ella es etérica. Aunque ha envejecido conmigo, no se comporta como una señora ya entradita en años la muy puta. No quiero ser ingrato con ella. A veces pienso que la culpa últimamente no es toda de ella. Tal vez sea esta terapia que es muy absorbente y me mantiene ocupado todas las horas del día, desde las siete de la mañana, hasta las siete de la noche. Como único me dejará de abrumar esta terapia, será cuando la conciba como un modo de vida y no como un tedioso protocolo que me salvará de mi cáncer prostático si es que lo tengo, aunque tengo una gran posibilidad de que así sea de acuerdo con el MRI que me hicieron hace casi cuatro meses.

Todas las semanas le envío un informe de mis signos vitales a mi doctora (practitioner) peruana y junto con el informe también le envío algunas dudas que se presentan durante el desarrollo de la terapia, pero ella nunca me las responde. Tal vez quiera responderlas todas juntas en el próximo encuentro que tengamos por medio de Zoom y el cual me costará $120.00 por media hora de consulta. Tal vez, no quiero pensar que también le importo un carajo, porque soy pobre y no puede sacarme más dinero. No, yo creo que me estoy poniendo muy incrédulo con todos. Necesito confiar en alguien fuera de mi círculo cerrado, pero las señales que recibo me obligan a desconfiar hasta de mi sombra que la muy cabrona me abandona cuando llega la luz.

5

¿Es una terapia o un sistema de vida?

Mientras siga percibiendo esta terapia como tal, será tediosa y muy difícil de llevar, porque te consume la vida y te desfonda el bolsillo y la cuenta de cheque del banco que sólo recibe un cheque mensual de la Seguridad Social por $692.00. Siento que he dejado en alguna parte 39 libras de mierda y veneno que las compañías asesinas dedicadas a la alimentación del pueblo norteamericano han puesto dentro de mi cuerpo durante cuarenta años. Llegué hambriento, con dos hambres, de aquella isla cárcel deslumbrado por la propaganda de la libertad, el sueño americano y una familia que me esperaba. Todo es una gran farsa, una gran estafa publicitaria que no te deja pensar, que no te deja ver esa verdad que te ocultan las grandes corporaciones las cuales viven a expensas de la ignorancia y el desmedido afán por aparentar materialmente lo que no se tiene espiritualmente. Es un vacío inmenso que te consume y te hace llenar de porquerías materiales innecesarias. Te enseñan a buscar la felicidad fuera de ti, te enseñan que sólo en una tienda por departamentos podrás llenar ese vacío que te consume y te hace competir con todos los que te rodean. Te dicen que es un país lleno de oportunidades, pero es una gran mentira, porque las oportunidades verdaderamente están para aquéllos que han nacido aquí y son parte de este país, de esta sociedad xenofóbica que sólo te permitirá alimentarte de las migajas que ellos dejan en el piso después del banquete. La inmensa mayoría de los que "llegaron tarde" sólo viven de migajas. Aunque también es cierto que estas migajas parecen una opulencia si las compara con la extrema miseria material y espiritual de los extranjeros que llegamos a la fiesta después que se acabó. Hasta que no tengas a una inmensa deuda, la cual creaste por aparentar quien no eres, que jamás podrás pagar, no te das cuenta de que todo es una farsa, una gran estafa y que ahora eres un apestado, un perdedor, una basura del tercer mundo la cual debe ser deportada a su país de origen.

Los culpables de esta manipulación propagandística no son los capitalistas, sino los cerdos capitalistas. Los primeros, hacen dinero, pero también dejan que los otros disfruten del apetitoso pastel. Los segundos, demonios desalmados, lo quieren todo para ellos y sólo les permiten a los otros las migajas que caen al piso después del opulento banquete. Éstos son los que gastan una fortuna en convencerte de que no eres nadie si no tienes cosas materiales que te representen y te llenen el vacío existencial que éstas crean.

Hoy tenemos como presidente un ejemplo perfecto de lo que es un cerdo capitalista. Él sólo está gobernando para cuidar los intereses de los otros cerdos capitalistas. Está exprimiendo al pueblo esclavo y está tratando de quitarle las pocas conquistas sociales que tantos años de lucha y sufrimiento han costado. Allá en Cuba los cerdos capitalistas son de peor calaña, porque allá el botín es más miserable y hay menos donde robar y, por lo tanto, las migajas son más escasas. Nunca se me quita esta extraña costumbre de comparar todo entre dos infiernos: éste en el que vivo y Cuba, aquella isla cárcel que abandoné hace cuarenta años. Aquí, al menos, mis grilletes están relucientes, pulidos, agradables a la vista y no tengo que arrastrarlos todo el tiempo, porque los monto en mi auto y van conmigo a todas partes sin mucho esfuerzo. Sólo los arrastro pesadamente cuando voy a caminar al parque o doy un paseo por un complejo comercial para observar el estúpido comportamiento humano de la fiebre de la posesión.

Últimamente, mis grilletes pesan menos, se están reduciendo de tamaño, porque ya me quité la máscara y estoy enseñando mi propio rostro el cual asusta a muchos que huyen despavoridos. Me estoy quedando solo, pero esta soledad me alimenta más que aquellas hipócritas reuniones llenas de miradas envidiosas, de apariencias efímeras, de gente ignorante, de cristianos iletrados y tardíos, de timoratos de turno. Libertad plena y felicidad espiritual es lo que siento en mi ostracismo, porque mi habitáculo ahora se llena de bellos y sinceros amigos espirituales que nunca me traicionarán y estarán esperándome al final de esta experiencia material para darme la bienvenida a nuestro eterno y único hogar.

Decía que debo empezar a concebir esta terapia como un modo nuevo de vida. Ya no me importa si al final dará los resultados que deseo. Estoy obteniendo en la travesía un nivel más sano de vida. Me siento mejor, más saludable y no importa ya si mi próstata está invadida por células malignas, porque yo soy el responsable de mi cuerpo y de mi salud y no un cerdo capitalista de bata blanca que sólo persigue el objetivo de incrementar la cantidad de dólares que engordará su cuenta bancaria a expensas de mi sufrimiento y mi muerte prematura. Este infeliz ignorante sólo sabe lo que los grandes consorcios farmacéuticos y de control de la salud quieren que ellos aprendan en las universidades, como futuros doctores cuya función ulterior es trabajar, consciente o inconscientemente, para las ganancias de estas demoníacas y oscuras entidades. Yo me iré cuando llegue el momento el cual planifiqué en mi plan de vida para esta reencarnación y no en el momento en que un imbécil cerdo capitalista de bata blanca decida. La muerte no existe, porque soy una entidad inmortal.

Se me olvidaba contarles que, en mis conversaciones nocturnas antes de dormirme, incorporé más entidades espirituales para que vengan en mi ayuda, además de las de siempre (Dios, Jesús, el arcángel Miguel, mi ángel de la guarda, mi espíritu guía y mi Abuelo Astral). Éstas nuevas entidades son los "médicos espirituales" y el espíritu que encarnó y desencarnó en el cuerpo del Dr. Max Gerson, que fue el creador de esta terapia que estoy haciendo actualmente y que fue asesinado por poderes demoníacos y oscuros, que existen ocultos y protegidos en este país, con arsénico porque estaba curando pacientes con cáncer. Estas dos nuevas entidades me supervisan lo que estoy haciendo y me aclaran y me orientan sobre lo que debo modificar o seguir haciendo. No saben ustedes de la tranquilidad que siento cuando me insertan en mi mente una idea nueva que viene de ellos.

Me importa un bledo lo que piensen los incrédulos de este mundo espiritual tan real para mí y para muchos como yo. Cada vez somos más alrededor del mundo. Ya les llegara su turno de creer como me llegó a mí. Cuando el discípulo está listo, llegará el maestro.

Ahora sólo me queda esperar a que mi doctora peruana (Gerson Practitioner) resucite para ver en qué lugar la clasifico. Me pareció una buena persona en el primer encuentro que me costó $220.00 por una hora y media de conversación. Ya creo que se cumplieron los dos meses para tener el próximo encuentro que será de media hora por el cual deberé pagar $120.00. Esperemos por ella. De veras que no quiero reportarla al Instituto Gerson, como tuve que hacer con el primero, que resultó ser un buen muchacho porque fue capaz de devolverme los $220.00 que pagué por tener la sesión inicial y después desapareció, paciencia. Esta es la inseguridad y el recelo que genera la pobreza y la ignorancia, porque es imposible saberlo todo o casi todo, pero esto también forma parte de mi plan de vida. ¿Habré sido yo un cerdo capitalista explotador y opresor de los pobres y los indefensos en mi pasada reencarnación? ¡Uh!, ya me lo estoy creyendo.

Todavía no sé si es una terapia, un sistema de vida o una condena a prisión domiciliar que, tal vez, pueda alargarme la vida por unos años más para seguir escribiendo, para seguir denunciando los desmanes de algunos repugnantes cerdos humanos que sólo han venido a este planeta a joder a los demás. Como son entidades espirituales inmortales ellos también, ya les tocará el tiempo de reflexión, de análisis de sus faltas para con los demás seres en su examen entre vidas y en la preparación de las nuevas reencarnaciones y podrán ser mejores convirtiéndose así en protectoras entidades espirituales que luchen por el amor y la equidad en su único camino hacia la perfección ineludible creada por Dios. No puedo dejar que la maldad me aplaste, me anule.

6

Es una condena a prisión domiciliar que, tal vez, me alargue la vida por unos años más.

Al menos, al principio de la terapia, eso parece: una condena a prisión domiciliar. El tiempo consumido en preparar los jugos, en limpiar la juguera, en preparar el café para el enema, en la limpieza de los utensilios de la cocina, en la ingestión y preparación de los alimentos y las 52 pastillas no te deja media hora libre para descansar. Si no fuera por mi esposa, que me ayuda muchísimo, no hubiera podido hacer esta terapia. Es humanamente imposible que una sola persona pueda hacerlo todo. Los días que ella no trabaja puedo darme el lujo de escribir estos relatos autobiográficos que dividido en capítulos para darme un tiempo de reflexión entre ellos.

Resucitó la doctora pidiéndome disculpas por no responder antes a todos mis mensajes los cuales iban anexados en los seis informes semanales de mis signos vitales. Como son doctores, no sé si toman este trabajo (Gerson practitioner) como una forma secundaria de hacer un poco más de dinero o como una vía de aliviar el dolor humano que podían infligir los desalmados métodos convencionales de cura del cáncer y de otras enfermedades crónicas. Quiero todavía, a pesar de lo que estoy viendo, creer en el ser humano; quiero todavía creer que el mal no está venciendo al bien; quiero todavía pensar que el mal no existe, porque es sólo la ausencia del bien.

Hay momentos en que me siento muy solo en esta terapia. A veces pienso que mi "practitioner" le importa un bledo mi estado de salud y mi desarrollo en la terapia que estoy haciendo. De verdad que deseo estar equivocado. Nunca lo he deseado más, porque ya sería el colmo que también esta terapia sea una farsa muy bien montada, pero el espíritu del doctor Max Gerson me dice que no, que su terapia funciona a pesar de algunas personas negligentes infiltradas en su instituto cuyo objetivo ulterior es solamente hacer un dinerito extra con este "part-time" de "practitioner". Ellos no saben que para trabajar en su instituto deben tener como objetivo más importante el afán de aliviar el dolor ajeno y como secundario el dinero que puedan devengar con su trabajo. Es una gran responsabilidad, me sigue diciendo el espíritu de Max, aceptar una posición como "practitioner" en su institución, porque implica ser la última alternativa de salvación para aquellos que han depositado en nosotros su propia vida. "Espiritualmente es algo muy serio ser la única esperanza de vida para aquellos que han creído en nosotros, para aquellos que han puesto sus vidas en nuestras manos".

Yo me dejo guiar por todos los espíritus que me asisten a falta de una comunicación más fluida entre mi "practitioner" y yo. Tal vez ellos piensen que deben ser remunerados por el tiempo que empleen en responder los mensajes semanales que reciban de sus pacientes y esto no está estipulado en las normas del instituto. Tal vez sea una norma que sólo el paciente podrá comunicarse con su "practitioner" en las citas virtuales (Zoom) estipuladas cada seis semanas y por las cuales debemos pagar $120.00 por media hora de conversación. Yo todavía no he tenido mi primera cita después del encuentro inicial de hora y media. Como le dije que yo era un esclavo oprimido y explotado por el sistema porcino capitalista y que sólo recibía un miserable cheque de $692.00 al mes, tal vez, como un acto de solidaridad, me está alargando los períodos de citas para ayudar a mi exigua economía, tal vez y honestamente esto quiero pensar.

7

Oasis.

Al cabo de las 24 semanas (leguas) de travesía por este solitario desierto (terapia) he podido concertar con mi "practitioner" la próxima cita por Zoom. Es como ver a lo lejos de las secas montañas de arena un añorado oasis con sus escasas palmeras desérticas, pero un oasis al fin en el que pueda calmar mis ansias de sed de conocimiento sobre este mudo protocolo pegado a la pared de mi refrigerador. Seis meses de caminar por este ardiente desierto, lleno de dudas y de precaria vida. ¿Por qué en esta "jaula de oro" no podemos alternar con una medicina natural sin ser ridiculizado y estigmatizado por los doctores convencionales del criminal e inhumano sistema de salud? Los galenos jóvenes que quieren experimentar con estos nuevos métodos naturales, que están dando resultados, tienen miedo, porque la jauría de hienas al mando del sistema de salud (compañías farmacéuticas, hospitales, compañías de seguro de salud, doctores sin escrúpulos y el ejército de asesinos a sueldo que vive de esta demoníaca maquinaria) aterrorizan a los jóvenes doctores con la amenaza de perder sus licencias y títulos si deciden experimentar con estas antiguas terapias y gastan lo indecible por ridiculizar y desinformar sobre opciones de curación natural que haga que los pacientes tengan la libertad de escoger libremente por otras rutas de curación más humanas y naturales. Sé que hay muchos doctores silenciados, oprimidos y aterrorizados por el satánico sistema, los cuales quieren liberarse del yugo opresor y decirles la verdad a sus pacientes. Búscalos, existen y usan las mismas batas blancas que los demonios.

Mi nuevo protocolo "sólo" consta diariamente de 52 suplementos (cápsulas), 16 cucharaditas de potasio en los jugos, 4 gotas de Lugol (yodo) también en jugos, 9 jugos (4 de vegetales verdes y 5 de zanahoria con manzana) y 3 enemas de café, más el escaso tiempo en el día para la preparación de todo y las horas de búsqueda, sentado frente a mi pc, de todos estos suplementos. Con sólo moverte de una página a otra, puedes ahorrar

5 o 10 dólares, porque también hay lobos vestidos de Caperucita Roja vendiendo suplementos naturales. Además, buscar tiempo para leer y escribir mis libros: éste y una colección de cuentos oníricos.

Las primeras cuatro semanas de mi terapia me parecía que llevaba encima de mis hombros el peso de la Luna. Fue horrible, aplastante y en innumerables ocasiones pensé en mandarlo todo a la mierda, pero los espíritus que me asisten me aconsejaban todo lo contrario y me daban valor y resignación para llevar a cabo esa nueva prueba que yo mismo había elegido antes de nacer y después. Hoy, hasta el espíritu de Max Gerson viene a asistirme en unión de los demás que ya estaban conmigo. Ahora es más pasajero, tal vez se está convirtiendo en un estilo de vida y ha dejado de ser una terapia, porque no pienso regresar a las ignorantes y malsanas costumbres de alimentación que traje de mi atrasada y retrógrada cultura tercermundista, pero ojos muy abiertos con la cultura primermundista, basada en el consumo desbocado y en el capital. En ambas culturas existe el capital como motor que mantiene todo vivo y en movimiento: vivan los capitalistas humanizados, abajo los cerdos capitalistas (demonios de cuello y corbata) que sólo sirven para destruir la democracia, la libertad, la felicidad y la vida del ser humano. Aprendan a distinguirlos en todos los sistemas políticos, porque están en los capitalistas, comunistas, socialistas, fascistas y más abundan, los segundos, en los regímenes tiránicos asesinos sin compromisos políticos que los puedan frenar de sus desmanes antihumanos.

Una cosa es el protocolo y otra, las modificaciones que yo le hago para personalizarlo sin arriesgar la acción curativa de él. Por ejemplo, casi nunca hago tres enemas, sólo dos, porque no tengo quién me ponga el segundo por el mediodía. En vez de nueve jugos, sólo me tomo seis. Hay un suplemento que debo tomarme veintiuna cápsulas y sólo me tomo diesiseis. La terapia es muy humana, porque está basada en suplementos naturales, nada de químicos venenosos, pero yo la hago más mía con estos pequeños cambios y la he nombrado la terapia Max-Milton (Max Gerson-Milton Martínez) y, verdaderamente, no creo que vaya a dejar de funcionar por estas humanas modificaciones. Ya saben, si no funcionó, fue culpa mía y no empiecen a hablar porquerías que sólo ayudarán a los demonios de bata blanca. Como soy una entidad inmortal, no me preocupa en lo más mínimo el resultado final. Tarde o temprano, tendré que regresar a nuestro maravilloso y siempre acogedor hogar espiritual el cual nos dará refugio por un tiempo necesario para poder reparar las perdidas energías espirituales y preparar nuestra próxima reencarnación.

8

Dolores.

Aunque es un nombre de mujer también, me refiero a esas duras experiencias del ser humano cuando sobrevive setenta años en un ambiente nocivo y asesino. Yo he sido muy afortunado, nunca he tenido dolores crónicos, hasta ahora. La lucha es ardua y casi insostenible cuando se es pobre en un país rico que valora más el bienestar de las clases pudientes que la salud y felicidad del pueblo que lo sostiene, pero en Cuba es peor. Si me hubiera quedado allá, ya hubiera desencarnado.

Es un círculo vicioso del cual es imposible salir: devengas un salario de miseria que no te alcanza para comprar alimentos que no estén alterados o envenenados por químicos (que son los más caros). Terminas haciendo tus compras en los gigantes supermercados que dan un precio más asequible en sus productos, pero estás llevando a tu casa, a tu cocina y a tu boca, alimentos que enfermarán tu cuerpo. El precio a pagar es mucho más caro, porque llegarás a una vejez con un cuerpo envenenado y enfermo. Los buitres de bata blanca empiezan a volar en círculos sobre tu cabeza, esperando que caigas sin fuerzas en sus consultorios. Como toda su carrera profesional fue dirigida y manipulada por los grandes consorcios farmacéuticos, sólo te recetarán medicamentos que te enfermarán más y te obligarán, aterrorizado por un vaticinio de muerte segura, a aceptar sus protocolos inhumanos que sólo beneficiarán el enriquecimiento de los demonios de bata blanca. Tu salud se sigue deteriorando lentamente hasta que ya han hecho con tu miseria lo suficiente como para mandarte a la casa para que mueras en paz en unión de tu familia. Esa es la realidad que acontece a los pobres en esta tierra de sueños irrealizables para la mayoría.

Una mañana me levanto, como de costumbre, listo para enfrentarme a otro día tedioso tratando de llevar a cabo, lo mejor que pueda, un protocolo abrumador para combatir el "posible cáncer" prostático que llevo dentro de mi cuerpo material. Cada día debo ingerir 52 cápsulas de suplementos nutritivos, 9 jugos (yo sólo tomo 6), y 3 enemas de café (yo sólo me pongo 2), más todo el trabajo de preparación para que todo lo anterior se pueda llevar a cabo. No hay una hora completa de descanso en todo el día, pero uno sigue mecánicamente la diaria rutina con la esperanza de que todo este inmenso trabajo funcione y te liberes del infierno de un final doloroso. Después de 29 semanas de seguir el protocolo, sólo te queda eso: la esperanza remota de que todo funcione bien y tu cuerpo reaccione correctamente y se auto-cure. Me comenzó un dolor muy molesto en el lado derecho del abdomen. Me tomé dos Tylenol y se me hizo un poco más tolerable, pero no desaparecía.

Al día siguiente, volvió el dolor y busqué información en Youtube y apareció la palabra apendicitis. Seguí investigando y decidí llamar a la oficina de mi médico de cabecera (PCP) para hacer una cita. Un espíritu que me asiste me dijo que dominara el dolor con compresas tibias de aceite de ricino. Me apliqué una y el dolor desapareció completamente. Al menos, ya tenía un arma para combatir el dolor, sólo el dolor, no la causa de éste.

Llegó el día de la cita y mi médico, un magnífico hombre apresado en un cochino y corrupto sistema de salud, me recomendó unas pruebas de sangre y un CT Scan de abdomen. No puedo pasar por alto que la tarde de la prueba me tenía que tomar dos enormes recipientes con un líquido de sabor desagradable y me dieron un sobre de un polvo que haría más aceptable la ingestión del líquido, pero yo busqué los ingredientes de dicho sobre y tenía un sinnúmero de químicos venenosos y le dije al técnico que prefería el horrible sabor antes de ingerir más veneno. Llegaron los resultados de los exámenes de sangre y pude leer que no había peligro de apendicitis, pero en el CT Scan aparecieron varias anormalidades: una piedra en el riñón, una piedra en la vesícula biliar y otras cositas que no representaban una muerte inminente.

Mi doctor me dijo que los dolores eran ocasionados por la piedra en la vesícula y que me iba a referir a una cirujana bilingüe para evaluar la posibilidad de extraerla. También contacté a mi "practitioner" de mi terapia Gerson y me dijo que iba a analizar el protocolo para disminuir la ingestión de suplementos con la esperanza de que esto ayudara un poco. Yo también, por mi parte, reduje un suplemento (Pancreatin) el cual debía tomar 21 cápsulas al día y las reduje a 12. El dolor continúa, pero un poco más manejable, pues entre las pastillas que me recetó el doctor para los dolores (trato de evitarlas a toda costa), más las compresas de aceite de ricino, el dolor se hace más aceptable (si es que este adjetivo es el más correcto y afortunado).

No quiero pensar que este abrumador protocolo de cápsulas, jugos y enemas contribuyeron a mi piedra en la vesícula y en los riñones y a mi diverticulitis. No quiero pensarlo, porque, entonces, dónde encuentro la verdad, en quién puedo confiar en este mundo material. Afortunadamente, me quedan todas las entidades espirituales que cuidan y me guían.

Mis evocaciones a las entidades espirituales las hago constantemente para que sepan que tienen mi permiso a intervenir y ayudarme en los difíciles momentos de dolor y duda. La duda en la honestidad del ser humano me paraliza más que el dolor. Sé que "ellos" están trabajando arduamente. Los resultados espirituales son palpables. ¡Me están ayudando constantemente! Una niña me despertó a la una y media de la madrugada y cuando fui a tocarla, desapareció. Me están acompañando y ayudando, hasta esta pequeña niña que no conozco, pero que algo tiene que ver con mis pedidos de ayuda. Ellos saben si mi momento de desencarnar está próximo o todavía me quedan algunos años de aprendizaje en esta tosca y necesaria escuela material para espíritus en desarrollo. Yo la escogí. Nadie me la impuso, porque en "nuestro hogar" sí existe la libertad y el libre albedrío. Uno mismo es el juez y el acusado.

9

Desvíos.

Hoy, a las dos de la tarde, tengo la cita con el cirujano para decidir si me extirpan la vesícula y ya liberarme de estos horribles dolores que me paralizan. Desde ayer suspendí todos los suplementos que tomaba de la terapia Gerson. Tuve que tomar la decisión por mi cuenta, porque mi "practitioner" aún no me ha respondido el mensaje que le envié para que me orientara sobre lo que debo hacer con estos horribles dolores y la ingesta del montón de suplementos que debo tomar durante el día (52 cápsulas en total, 6 jugos y 2 enemas de café). Al inicio eran 9 jugos y 3 enemas, pero yo tuve que reducirlo a 6 jugos y 2 enemas, porque me resultaba imposible cumplir con la meta del protocolo y así pude rebajar, en 30 semanas, 44 libras (pesaba 199 y ahora 155), mi presión arterial es normal sin tomarme el veneno que mi doctor me prescribió, la diabetes desapareció por completo y ya no tengo que dormir con la odiosa máscara de mi CPAP incrustada en mi rostro. Al menos esta esclavizante terapia ha servido para algo. No estoy muy seguro si me curará el "posible cáncer" que tenga en mi próstata, pero todos los sacrificios han dado algunos frutos. El final no me preocupa, debo aprender todo lo que esta travesía me enseñará como espíritu en desarrollo, porque todo lo que nos sucede en el tiempo que ocupamos estos cuerpos son lecciones las cuales debemos aprender y sacar lo mejor de cada día que transcurrimos en este plano material. Lo que más me molesta de mi "practitioner" son esos cortos espacios de silencio, pero debo pensar que yo no soy el único en sus obligaciones, ¿o sí?. Siempre trato de pensar positivo sobre el semejante que me asiste, hasta que me demuestre lo contrario.

Mientras espero que llegue la una y media, me siento a escribir y a vaciarme un poco por dentro, porque este ejercicio es para mí un exorcismo necesario para liberar a mi espíritu de cargas innecesarias que sólo sirven para anclarte en este océano lleno de energías buenas y malas.

Ya estoy en la oficina de la doctora que me va a extraer mi vesícula biliar. Me parece mentira que lo diga con tanta tranquilidad. Esta es la primera vez en 70 años que voy a tener una intervención quirúrgica de cierta envergadura, pues tuve una a los nueve años en Camagüey cuando me sacaron mis amígdalas. Me enseñó la piedra que estaba dentro de mi vesícula, era enorme si la comparo con el tamaño de mi vesícula. Fui por segunda vez a su oficina a firmar todos los papeles en los que, prácticamente, la exoneraba a ella hasta de mi muerte si algo salía mal en la operación. La operación se programó para el 18 de mayo a las 7 a.m. Debía estar en el hospital a las 5 a.m. para comenzar los preparativos y si todo salía bien, me iría a mi casa por la tarde, después de unas cuatro o cinco horas de observación.

Esa misma tarde me llamaron del hospital para programar una cita con el departamento encargado de preparación previa a la operación. Aproveché la oportunidad para decirles que se cercioraran de que el anestesiólogo tenga contrato con mi compañía de seguro médico, pues yo no quería que me mandaran una cuenta aparte porque no estaba en la lista de mi seguro y esta responsabilidad la ponía sobre los hombros de los ejecutivos del hospital. El paciente no debería preocuparse por estas cosas administrativas, pues para eso tenían un montón de secretarias para aliviar la ya desagradable experiencia de pasar por una cirugía. También le dije que si era necesario yo iba con un cartel pegado a mi pecho que diría: "If you don´t have a contract with my insurance company (People Health), do not touch my body" y mi firma al final de la hoja. Se echó a reír y me dijo que me llamaría al otro día para programar la cita, porque tenía que hablar con su jefe. Llamé a mi hija enfermera para que me acompañara el día de la cita para que sirviera de testigo de todo lo que se hablara.

Estoy esperando la llamada para la cita y mientras escribo aquí, para el futuro incierto, mis experiencias materiales en esta difícil dimensión. Lo cierto es hoy, que mañana será pasado. Ya me llamaron: tengo la cita del "pre-op" para el lunes y me dijeron que todo estaba cubierto por seguro de salud. También hablé con mi "practitioner" de mi terapia Gerson. Hablamos por unos 15 minutos y me dio algunas indicaciones sobre la suspensión de todos los suplementos para la semana próxima (ella no sabe que ya yo los he suspendido desde esta semana), también me dijo que podía seguir con los jugos y un enema al día hasta la noche anterior a la operación. Todo se va poniendo en su puesto y yo empiezo a calmarme. Ahora sólo me falta hacerles la invitación a todos los espíritus que me asisten para que me acompañen al salón de operaciones y hagan lo suyo con el grupo de profesionales que me atenderán ese día. Los sigo evocando todos los días para que sepan que los necesito ahora y siempre.

10

El madrugón.

Me levanté a las 4 de la mañana, porque tenía que estar en el hospital a las 5:30. La operación iba a ser a las 7. Yo era el primero en la fila de ese día. Amanecí sin dolor, tal vez porque mi vesícula sabía que le quedaban los minutos contados. Después de la entrevista corta de admisión fui al segundo piso donde ya me esperaban para ponerme el brazalete de información en la muñeca. Todo estaba en orden: mi nombre y apellidos, fecha de nacimiento, dirección, tipo de intervención quirúrgica, nombre del cirujano. Me llevaron a un cuarto donde tenía que desvestirme completamente y ponerme un camisón. Me acosté y empezaron a llegar las enfermeras, cada una con una función diferente para prepararme anticipadamente. Me afeitaron el abdomen. Me cogieron la vena de la muñeca derecha por petición mía, porque era la que más sobresalía. Me pusieron un suero. Llegó la doctora que iba a ejecutar la cirugía con una sonrisa suave y contagiosa. Revisó mi abdomen y pidió la rasuradora eléctrica, porque quería ampliar más la zona libre de pelos. Me dio seguridad en que todo iba a salir bien. Me sentía muy cómodo con ella, porque también hablaba español y lo hacía con soltura y gracia. Aprendió su segunda lengua por Centroamérica en dos años de práctica de su profesión. Se retiró y me quedé conversando con mi esposa. La noté muy nerviosa y la calmé diciéndole que el cuarto estaba lleno de espíritus que me asistían y que iban a entrar conmigo al salón de operaciones para hacer lo suyo. Sonrió incrédula.

Llegó el anestesiólogo y me dijo que ya todo estaba listo y que me iba a poner un líquido en la línea del suero para calmarme un poco y que cuando llegáramos al salón me pondrían el que de verdad me iba a noquear. Estaba consciente en toda la trayectoria de mi cuarto al salón, pero cuando llegué me pusieron más líquido en la vena y todo el entorno material desapareció… Desperté en mi cuarto al lado de mi esposa. Traté de recordar algo después que perdí el conocimiento y nada venía a mi mente. No tuve una experiencia fuera de mi cuerpo (OBE, sus siglas en inglés). Leo mucho sobre estos temas y siempre estoy preparado por si una experiencia de este tipo me sucede, poderle sacar lo máximo de la enseñanza que me trae. No la tuve, pero sigo creyendo en estas manifestaciones del espíritu que encarnó en mi cuerpo, pues sé que no soy esta materialidad que veo en el espejo y que lleva sirviéndome 70 años en esta dimensión tosca y necesaria como escuela de purificación y mejoramiento espirituales.

Sentía molestias en mi abdomen. Seguramente en los 4 lugares donde hicieron las pequeñas incisiones para introducir dentro de mi cuerpo todos los instrumentos para ejecutar la extirpación de mi vesícula jodedora al cabo de los 70 años de usarla. Y yo pensaba llegar al otro lado y decir que dejaba un cuerpo intacto para la irrazonable resurrección que me enseñó en mi niñez el párroco de mi pueblo. Mejor espero una razonable reencarnación en un nuevo cuerpo seleccionado por mí con todo un nuevo programa que me ayudará a limar las imperfecciones espirituales que aún me queden para llegar al grado que todo espíritu inteligente y en evolución desea.

Ya llevo tres semanas de operado y siempre me queda una pequeña molestia del lado derecho. No es como el horrible dolor que sentía antes de operarme, pero molesta un poco. Mañana martes 26 de junio tengo mi segunda cita con la doctora que me operó. Estoy deseoso de volver a mi rutina de tres días a la semana caminar 2 millas y dos días ir al gimnasio, pero la doctora me dijo que descansara lo más posible y no levantar ningún peso de más de diez libras. Esperemos a ver qué me dice.

La otra doctora de la terapia Gerson me dijo que suspendiera todo antes de la operación y después uno dos o tres meses para iniciar de nuevo la terapia. No sabe ella lo bien que me siento al no estar esclavizado las doce horas del día haciendo jugos, haciendo café para los enemas y tomar 52 cápsulas al día. Le voy a decir cuando regresemos a la terapia que no voy a tomarme nunca más esas 52 cápsulas, lo máximo que tomaré serán unas diez o doce, tres jugos al día y un enema. Creo que es lo máximo que voy a tolerar, además ya los doctores de aquí me sembraron la duda si toda esa cantidad de cápsulas me provocaron la explosión de mi vesícula y los dos enemas de café diarios me provocaron la diverticulosis que apareció en mi último test. Voy a analizar esto con mi doctora de la terapia Gerson para ver qué ella me dice. Trataré de seguir sus orientaciones si ella me reduce todo a más del 50% y la exonero si algo sale mal. Yo soy el dueño de este cuerpo y yo soy el único que puedo decidir lo mejor para él. Tengo muchas dudas sobre esta terapia tan abrumadora, pero creo en la buena voluntad del Dr. Max Gerson cuando la creó y además le pido mucha ayuda a su espíritu para que venga a ayudarme y a darme buenos consejos como miembro del grupo espiritual que me asesora en todo este problema de mi próstata y de mi operación cuando me extrajeron la vesícula. Muchos, desafortunadamente, no saben cómo pueden ser ayudados por estos grupos espirituales que están deseosos de trabajar incansablemente para nosotros si nos abrimos a ellos y los autorizamos a que sean nuestros salvadores y aliviadores de nuestros dolores y enfermedades de nuestro cuerpo material. Tuve mucha suerte de haber encontrado una cirujana bilingüe con tremenda calidad humana. No todo está perdido en este corrupto e inhumano sector de la salud en este país. Búsquenlos que, aunque son la minoría entre la mayoría de demonios, los hay muy buenos y humanos gracias a Dios.

11

Recuperación

Hoy se cumplió un mes de mi operación, aunque todavía siento algunas molestias, pero éstas son más tolerables y menos frecuentes que el horrible dolor que sentía antes de operarme. Siempre regresa a mi mente que también apareció en el test una piedra en el riñón, pero no era de preocupante tamaño y no obstruía la vía del desagüe de la orina. Ésta es otra operación que está esperando hasta el día que se haga intolerable. Trataré de esperar lo más posible para dar este otro paso, pero siempre me ataca la duda de que esta molestia, que hoy siento, sean señales de mi piedra en el riñón.

Estoy esperando que pasen dos o tres meses para ponerme de nuevo en contacto con mi doctora de la terapia Gerson y recomenzar el protocolo, pero con una drástica disminución. Estoy preparado para abandonar la terapia si la doctora se niega a disminuirla. La seguiré yo solo con la guía de todos los espíritus que me asisten y en especial con el espíritu del doctor Max Gerson, creador de esta terapia que me ayudó a eliminar 50 libras de veneno que he acumulado en mi cuerpo durante 70 años.

El dolor sigue y tuve que ir a ver a mi doctor de cabecera, quien me ordenó un US y me refirió con un urólogo. Por suerte, éste parece ser una persona muy amable y que sabe escuchar. Me explicó todo muy bien y me dio varias opciones para eliminar la piedra en el riñón derecho que me está ocasionando más dolores, aunque estos son más tolerables si lo comparo con los que me daban cuando tenía la piedra en la vesícula. Después de una conversación, sin apuro, acordamos que me iba a someter a un procedimiento llamado "Shock Wave Lithotripsy". En cuanto llegué a la casa me senté al frente de mi pc y me metí en Youtube para averiguar detalladamente en qué consistía este procedimiento. Me gustó, porque no había cirugía, aunque tenían que anestesiarme, ya que no es soportable sin anestesia. Todo se hacía desde afuera del cuerpo, aplicando unas ondas dirigidas hacia la piedra en el riñón.

El urólogo me mandó algunas pruebas para asegurarse que todo estaba bien para someterme a este procedimiento. Entre las pruebas estaba la medición de mi PSA que la tenía en 7.1 la primera vez, después bajó a 7 al mes de haber empezado la terapia de Gerson y ahora, al cabo de 8 meses de terapia ya lo tenía en 5.7. La terapia Gerson funciona y también la ayuda de los espíritus que me asisten en esta reencarnación. Me puso muy contento esta noticia que me reafirmó que todo lo que comemos puede envenenar nuestro cuerpo y destruirlo. Comer no es un placer, sino una necesidad para mantener nuestro cuerpo funcionando y debemos darle alimentos que no tengan químicos, ni alteraciones genéticas que sólo sirven para acortar nuestras vidas y ponernos a sufrir para que unos cerdos capitalistas llenen sus bolsillos de dinero. El gobierno nada hace para detener a estos demonios y les permiten añadir estas sustancias venenosas a nuestros alimentos aprobando sus propuestas alimenticias. Sólo nos queda a nosotros protegernos de estos demonios y la mejor manera es investigando y leyendo todas las listas de ingredientes antes de llevar a la casa cualquier alimento. Boicotear los productos venenosos de estos demonios es la única forma que tenemos para que nos escuchen.

Hoy me comuniqué, por correo electrónico, con mi "practitioner" de la terapia Gerson y le envié todos los resultados de los exámenes que me hicieron antes de someterme al nuevo tratamiento con el urólogo. Espero que no se sienta abandonada por mí, pero primero tengo que solucionar estas cosas en las que sí son buenos los doctores y los hospitales, pero siempre con los ojos bien abiertos para no dejarme manipular, ni atemorizar por algunos doctores que hacen su dinero basados en el miedo que les infunden a sus pacientes. Creo que este urólogo es una buena persona, porque a los demonios vestidos de bata blanca los rechazo enseguida. Mis bellos capilares se erizan con la proximidad de estas entidades del infierno. Tengo suerte nuevamente.

En dos semanas se llevará a cabo el procedimiento para destruir mi piedra en el riñón y mientras tanto tendré que aguantar estos dolores que afortunadamente no son fuertes como lo que soporté cuando tenía la piedra en la vesícula biliar. Ahora sólo me queda una duda: ¿Podrán estas ondas afectar los tejidos que se están curando solos dentro de mi cuerpo de la operación previa de la vesícula? Voy a mandar varios correos electrónicos a la doctora que me operó de la vesícula hace dos meses, a mi doctor de cabecera (PCP) y al urólogo que me va a hacer el SWL (Shock Wave Lithotripsy) para que me aseguren que no habrá problemas e ir sin preocupaciones el día que me hagan el SWL. Ojalá que se acabe mi producción de piedras en mi cuerpo para poder descansar y vivir una vida un poquito más placentera y poder terminar los dos libros en los cuales estoy trabajando (éste y una colección de cuentos oníricos), pues ya terminé el tercero (un libro de mensajes electrónicos entre dos náufragos enamorados eternos que están luchando contra la furia del mar) que lo tengo descansando para hacerle una última revisión y publicarlo. Regresaré aquí después de que haya recibido las respuestas de los tres doctores, los cuales podrán evacuar mi duda de que el SWL no afectará los tejidos que se están curando después de la extracción de mi vesícula, para dejar más pruebas de mi experiencia material en este cuerpo que hoy habito.

Los tres doctores me respondieron muy rápido y coincidían en que este procedimiento que me voy a hacer no afecta los tejidos en recuperación de mi operación de la vesícula, pues ya han pasado cuatro meses. Ya se me ha disipado la preocupación y puedo ir tranquilo el día 29 a hacerme el Shock Wave Lithotripsy y terminar con estos molestos dolores que me paralizan todas las mañanas. Estoy tomando unas pastillas muy fuertes para estos dolores en las cuales no confío, porque tienen opio y otros químicos que nada bueno harán a mi cuerpo, por todo esto estoy considerando el aceite de mariguana que es natural y muy bueno para los dolores. Sé que sólo lo tendré que tomar por unas dos semanas y después liberarme completamente también de esta ayuda natural. Les contaré más cuando vaya a la cita "Pre-op" para preparar todos los detalles para el día 29. No quiero dejar pasar la sensación de que he tenido mucha suerte con estos dos últimos doctores: la cirujana que me operó de la vesícula y el nuevo urólogo que me atiende para solucionar el problema de la piedra del riñón. Ambos son dos magníficas personas y dos excepciones que son difíciles de encontrar en este ambiente de "dioses de la salud" que yo denomino como "demonios de bata blanca", los cuales anteponen sus intereses monetarios antes de la honradez y cuidado de la salud del paciente cuya posición es muy desventajosa frente a los endiosados e inescrupulosos profesionales. Yo diría que además de estos dos magníficos doctores, he tenido también un equipo espiritual que no me abandona y me ayuda a buscar espíritus buenos reencarnados en estos doctores, porque me sobran las experiencias desagradables anteriores de que existen estos "demonios de bata blanca".

12

Una piedra en el riñón.

Al fin me dieron la fecha para el procedimiento de "Shock Wave Lithotripsy. El miércoles 29 de agosto a las 11:30 am, pero debía estar en el hospital media hora antes en ayunas. Después de las doce de la noche del día anterior, no podía beber ni agua.

Llegamos al hospital a las 10:30 a.m., por mi maldita maña de estar antes a todas mis citas. El tiempo de espera no me preocupaba si ya estaba en el lugar requerido. Esos minutos extras de espera los amortiguaba con mi tableta de Amazon en la cual tengo todos mis libros leídos y por leer. Me hicieron pasar temprano. Me cambié de ropa por la bata de hospital. Me acosté a descansar y me puse a conversar con mi esposa. Llegaron a hacerme unos rayos x del riñón derecho para cerciorarse de la posición de la piedra.

Entró la enfermera como a las 11:30 y me dice que el doctor tuvo una emergencia y no podía estar a la hora acordada. Ella me dio dos opciones: o esperaba hasta después de las 4 p.m. o me iba y la oficina de mi doctor me avisaría la nueva fecha del procedimiento. Yo elegí irme, porque no aguantaba más el hambre y la sed. Afortunadamente me dieron dos tiques para almorzar gratis en la cafetería del hospital.

No me llamaron esa tarde y al día siguiente yo llamé a la oficina de mi doctor. Tuve que esperar otras tres horas para que me llamaran de regreso y la enfermera me dijo que me avisarían sobre la nueva fecha y que se disculpaban por el fallo del día anterior. La máquina había tenido un desperfecto y por eso cancelaron el procedimiento. Bueno, esta segunda justificación es distinta a la primera. ¿Quién está mintiendo?

Me llamó el doctor para disculparse y para decirme que muy pronto me darían la nueva fecha. Hoy sábado recibo un mensaje electrónico del hospital sobre la nueva fecha. Al menos, están trabajando rápido y eficientemente. Ojalá y me den una hora bien temprano en la mañana.

La fecha que me dieron fue el 5 de septiembre a las 11:30 a.m., pero yo debía estar a las 9:30 a.m., para prepararme para el procedimiento. Desafortunadamente, ese mismo día entraba la tormenta tropical Gordon entre Mississippi y Louisiana. Llamé y traté de cancelarlo. Estuvieron de acuerdo y me lo pusieron para el 25. La tormenta tropical se fue desviando más para el estado vecino y no iba a tener gran impacto en el nuestro. Decidí mantener la fecha inicial, porque pasarme tres semanas más con este horrible dolor todos los días por la mañana, que era cuando más insoportable se ponía, me parecía demasiado para mi paciencia y mi cuerpo. Primero fue mi vesícula, me la sacaron y pensé que ya me quedaría libre de dolores, pero nada. Apareció de nuevo el dolor y no quedaba otra piedra que la del riñón derecho. Casi un año soportando estos dolores, aunque ahora pienso que el dolor de la vesícula era más fuerte que los cólicos del riñón. Ninguno de los dos se los deseo a mi peor enemigo.

Llegó el día y me fui decidido a lo que tuviera que hacer por tal de liberarme de esos dolores horribles. Ya a las 12:30 estaba listo para enfrentarme a la nueva experiencia, pero hasta la 1:00 p.m. me vinieron a buscar al cuarto de espera. Le dije al anastesista que me pusiera suficiente líquido en la vena para poder experimentar una ECM (Experiencia Cercana a la Muerte) NDE en sus siglas en inglés (Near Death Experience) . Me miró extrañado, porque él no sabía lo que era eso y hasta sonrió para no parecer un tonto. Mi esposa estaba muy nerviosa y yo le dije antes de que me sacaran del cuarto: No temas que hay más vida después de la muerte. Detrás del enfermero que empujaba mi cama rodante venían todos los espíritus que me asisten en esta reencarnación listos para intervenir e iluminar a los implicados en mi operación. Sonreían y supe que todo iba a salir bien.

Llegamos al salón de operaciones y acto seguido el anestesista introdujo un líquido en la línea del suero y todo se puso negro y nada de ECM. Desperté en el cuarto de observación que estaba adyacente al salón de operaciones. Me estaban monitoreando todos los signos vitales y me dijeron que en un rato me llevarían para el cuarto de espera de donde salí. Me estaban esperando mi esposa y una de mis hijas que es enfermera y les dije: "No me dieron chance a dar una vuelta por la otra dimensión. Seguramente que temieron que yo les iba a pedir quedarme".

A las tres horas me dijeron que ya podía irme para mi casa. Me prescribieron un antibiótico muy fuerte y un montón de recomendaciones y observaciones de lo que iba a sentir por unos días: algún dolor en zona del riñón, sangre en la orina y ardor fuerte al orinar.

Ya han pasado tres días y a medida que pasa el tiempo me siento mejor: menos sangre en la orina, menos dolor y menos ardor al orinar. Me daba fiebre cada noche, pero lo resolvía con Tylenol y una bolsa de hielo en la cabeza. Hoy (sábado) amanecí mucho mejor sin dolores, ni ardor y con una actitud más positiva y espero que la mejoría continúe a medida que pasen los días. Hasta el dolor se extraña. El viernes próximo tengo que ir a ver al doctor para que me quite el "stent ureteral" que me dejó dentro del riñón (este dispositivo es un tubo flexible agujereado que se coloca en el uréter, una punta está en el riñón y la otra termina en la vejiga para ayudar que la orina circule y evitar cualquier obstrucción). En cada extremo hay una espiral que sostiene el stent en su lugar. He tenido suerte: este urólogo no pertenece a los demonios, es un espíritu bueno, otro más, estamos creciendo.

Hoy estoy en el cuarto día y todo lo que me afligía, dolores, ardentías, molestias al moverme, está ausente y ya me olvidaba de cómo era un día normal. Ya casi ha pasado un año infernal entre dolores y una terapia que anuló mi vida social, pero gracias a ella me sacó del cuerpo 50 libras de veneno que los demonios dueños de las corporaciones alimenticias pusieron en mi cuerpo en casi 40 años de envenenamiento por mi ignorancia, por creer que todo lo que ponen en los estantes de un establecimiento es bueno para mi cuerpo material. Pronto llegará el dilema de seguir una terapia de mantenimiento o renunciar completamente a ella y atenerme a las consecuencias si las habrá. Lo que sí continuará por el resto del tiempo que me queda de existencia es que jamás comeré los venenos de los demonios. Mantendré una dieta de jugos orgánicos, vegetales y viandas, pollo orgánico una vez a la semana, huevo orgánico dos veces a la semana, como estoy haciendo ahora y dejar que mi cuerpo material decida cuando dejará de funcionar para liberar mi espíritu y pueda regresar a esa eterna patria espiritual de todos en la que reina el amor incondicional.

Hoy es lunes y el viernes tengo otra cita con el urólogo para quitarme el stent. Me hicieron rayos x y el resultado fue "la piedra ha disminuido considerablemente de tamaño". No sé que irá a hacer el doctor ahora con este resultado y con el análisis que hicieron de los residuos (como arena fina) de la parte de la piedra que destruyó la lithotripsy, pues si ya saben la composición química de la piedra, pueden recetarme alguna pastilla para diluirla. Bueno, aquí sigo a la espera del viernes, pero sin dolor que ya es bastante.

Ya salí de la segunda cita con mi urólogo después de la Lithotripsy y parece que ocurrió un milagro, porque el resto de la piedra que quedaba después del procedimiento ya no está. Yo le dije al doctor que eso fue el resultado de los pases magnéticos (se reúnen todas las noches alrededor de mi cama mientras duermo y me dirigen el magnetismo cósmico hacia el riñón derecho) que me hacían los espíritus los cuales me asisten en esta reencarnación. No hizo ningún comentario. Sólo se quedó muy serio. Lo que pude ver en la pantalla de su computadora era una arenilla concentrada en la mitad de la uretra haciendo su camino hacia mi vejiga. Decidió no quitarme el stent todavía y me dio dos semanas más para que la arenilla, que estaba acumulada alrededor de él, salga toda hacia la vejiga y pueda ser expulsada totalmente por la orina. Me dijo que no tenía ninguna restricción en cuanto a ejercicios y que estos podían favorecer (a la arenilla) para hacer su camino y expulsarla de la uretra.

Tengo una cita con el especialista en vías digestivas este mes también, pero voy a tener que cancelarla, porque el cheque del seguro social ($692.00 mensuales) no me alcanza para pagar mi deductible en cada visita ($35.00) más el deductible de los rayos X ($40.00)más otros gastos que cuelgan a un afortunado de vivir en el país líder del capitalismo mundial. Ya en lo que va de mes he pagado $75.00 y en la próxima cita serán otros $75.00 y mi miserable cheque no llega a tanto. Creo que lo más inteligente que puedo hacer es terminar con el urólogo y después hacerle frente al estomatólogo; mientras, me seguiré riendo y trataré de ser lo más feliz posible dentro de la estrecha experiencia de un libre esclavo jubilado. Se me quita toda esta inconformidad cuando me acuerdo que en la isla cárcel hay miles de jubilados con un cheque de seguridad social de menos de $15.00 mensuales, sin libertad, oprimidos, silenciados, apaleados si protestan y encarcelados. Se me quita la inconformidad cuando pienso que si me hubiera quedado en esa isla infernal ya hubiera desencarnado. Al menos aquí estoy vivo, me pude quitar los oxidados grilletes (uno en cada pierna) que traje de la gran cárcel en forma de caimán y cambiarlos por unos atractivos y relucientes, los cuales puedo reemplazar cada año si así lo deseo. Ahora sólo me queda esperar dos semanas más para ir de nuevo al urólogo para que, esta vez, sí me quite el stent. He tenido suerte, porque este doctor no creo que pertenezca a los demonios de bata blanca.

Acompáñame en esta travesía que mi espíritu reencarnado por séptima vez lleva a cabo en esta dimensión material y en la continuación de esta efímera historia humana individual en el próximo libro <u>Mi lucha contra los demonios II</u>.